DE LA

DISPHAGIE DANS LA PÉRICARDITE

ET EN PARTICULIER DE

LA PÉRICARDITE
A FORME HYDROPHOBIQUE

PAR

P. BOURCERET,
Docteur en Médecine de la Faculté de Paris
Ancien interne des hôpitaux de Paris.
(Médaille de bronze de l'assistance publique).
Membre de la Société anatomique

OCTAVE DOIN, LIBRAIRE-EDITEUR
2, RUE ANTOINE-DUBOIS, PLACE DE L'ECOLE-DE-MEDECINE

1877

DE LA

DISPHAGIE DANS LA PÉRICARDITE

ET EN PARTICULIER DE

LA PÉRICARDITE

A FORME HYDROPHOBIQUE

PAR

P. BOURCERET,
Docteur en Médecine de la Faculté de Paris
Ancien interne des hôpitaux de Paris,
(Médaille de bronze de l'assistance publique).
Membre de la Société anatomique.

OCTAVE DOIN, LIBRAIRE-EDITEUR
2 RUE ANTOINE-DUBOIS, PLACE DE L'ECOLE-DE-MÉDECINE

1877

A LA MÉMOIRE

DE MON PÈRE

A MA MÈRE

A MON ONCLE, A MA TANTE

A MES PARENTS

A MES AMIS

Bonrceret.

A mon Maître VULPIAN

A mes Maîtres dans les hôpitaux de Paris :

M. BERNUTZ

Médecin de l'hôpital de la Charite, Membre de l'Académie de médecine.

M. LEFORT

Professeur à la Faculté de médecine de Paris,
Chirurgien de l'hôpital Beaujon,
Membre de l'Académie de médecine.

M. A. DESCROIZILLES

Médecin de l'hopital Sainte-Périne.

M. LANCEREAUX

Professeur agregé à la Faculté de médecine,
Médecin de l'hôpital Saint-Antoine,
Membre de l'Academie de médecine.

M. PÉAN

Chirurgien de l'hôpital Saint-Louis.

DE LA DYSPHAGIE

DANS LA PÉRICARDITE

ET EN PARTICULIER

DE LA PÉRICARDITE

A FORME HYDROPHOBIQUE

La dysphagie dans la péricardite a été peu étudiée. C'est en effet une complication peu fréquente de cette affection. Mais il est probable qu'un certain nombre de cas sont passés inaperçus : tantôt la dysphagie peu marquée n'a pas attiré l'attention, tantôt ce symptôme nettement accusé n'a pas été rapporté à la maladie véritable, car la péricardite est une maladie insidieuse par excellence.

Un cas remarquable de cette grave complication que j'ai eu l'occasion d'observer pendant que j'étais interne à l'hôpital de la Charité, m'a engagé à entreprendre ces recherches.

C'est pour moi un devoir que je suis heureux de remplir de remercier ici mon maître M. Bernutz des conseils et des encouragements qu'il a bien voulu me donner dans le cours de ce travail.

Il paraîtrait peut-être plus logique de traiter d'abord des cas où l'on ne trouve que la dysphagie seule, puis d'arriver aux cas où la dysphagie est compliquée d'autres troubles. Cette simplicité ne'st qu'apparente. Il suffit de se rappeler les explications diverses (compression, phlébite du plexus veineux pharyngien, influence de différents nerfs, etc.) qui ont eté données de ce symptôme pour comprendre que l'adjonction d'autres phénomènes morbides peut plutôt indiquer qu'obstruer la route. C'est ce que la clinique montre. La dysphagie se complique parfois d'autres symptômes qui par leur réunion et leur enchaînement permettent d'éliminer plusieurs des causes que nous énumérons et peut-être d'arriver à la vérité.

Aussi je commencerai par décrire la péricardite à forme hydrophobique qui présente un syndrome clinique très-net et des lésions anatomiques constantes.

PÉRICARDITE A FORME HYDROPHOBIQUE.

Définition. — C'est une forme de péricardite, dans laquelle on trouve avec les symptômes ordinaires de l'inflammation du péricarde une dysphagie extrême, de l'hydrophobie, et une dyspnée tenant tenant à des contractions spasmodiques du diaphragme.

C'est, comme nous le verrons dans l'historique, Gendrin qui a imposé à cette variété de péricardite le nom que nous lui maintenons, parce qu'il représente un des symptômes importants. Cependant il est mauvais en ce qu'il ne rappelle pas la dyspnée diaphragmatique qui accompagne toujours, dans les observations auxquelles Gendrin fait allusion, la dysphagie et l'hydrophobie.

Nous devons en outre préciser le sens que l'on doit donner ici au mot hydrophobie. Avec les auteurs du Compendium nous entendons par hydrophobie : « 1° le refus non motivé par un malade d'opérer la déglutition d'un liquide, soit que la vue de celui-ci détermine ou ne détermine pas une sensation désagréable ; 2° l'horreur inspirée par la vue d'un liquide alors même que le malade parvient à la surmonter et à opérer la déglutition de ce liquide. »

C'est surtout cette dernière partie de la définition qui nous paraît applicable au cas qui nous occupe.

Historique. — Le premier auteur qui ait mentionné cette forme de péricardite est Trécourt (1),

(1) Mémoires et observations de chirurgie, par Trécourt, chirurgien de l'hôpital militaire de Rocroy, correspondant de l'Académie royale de chirurgie de Paris.

médecin de l'hôpital de Rocroy, qui eut l'occasion de l'observer dans une épidémie de pleuro-péricardite qui sévit sur les soldats de la garnison de cette place en 1746. Il nous laisse trois observations intéressantes que nous publierons plus loin. Trécourt ne donne aucune explication des symptômes de *cette maladie singulière*, comme il l'a désignée, mais ses observations sont d'une précision très-remarquable et nous ont été d'un grand secours.

Le mémoire de Trécourt fut oublié même en France et il faut venir jusqu'à Gendrin (1) pour le trouver mentionné. Cependant dans l'article Péricardite du Dictionnaire en 30, Chomel cite Trécourt, mais seulement comme ayant observé une épidémie de péricardite ; il ne dit rien dans son article des accidents nerveux qui compliquaient la maladie. C'est donc Gendrin qui a rapporté à la péricardite les symptômes anormaux observés par Trécourt et qui a désigné cette variété sous le nom de pericardite à forme hydrophobique, désignation sur laquelle nous nous sommes expliqué. L'oubli dans lequel ces faits étaient tombés explique comment en 1811 Testa (2) écrivait ce qui suit : « Personne que je

(1) Leçons sur les maladies du cœur et des gros vaisseaux, faites à l'hôpital de la Pitié pendant les années 1848-1841, par Gendrin, Paris.

(2) Delle malatie del cuore di Antonio Giuseppe Testa, t. III, cap. V, n° 3. Firenze,

sache, jusqu'ici, n'a fait mention des symptômes d'angines qui non-seulement accompagnent les symptômes d'une inflammation du cœur, mais aussi les cachent sous une apparence d'angine simple, et moi-même j'aurais à peine osé appeler l'attention des médecins sur l'étrangeté de ces faits qui cependant sont de date ancienne et oubliés, et que plusieurs fois j'avais remarqués dans l'examen d'un malade sans que pour cela j'attribuasse à ce genre d'observations tout le poids qu'il pouvait avoir, avant que le chirurgien Francesco Pelijo, demeurant à Spilembergo, département du Tagliamento, m'eût communiqué par lettre l'observation que je me hâte de publier. » (1).

Nous discuterons plus loin l'observatiou rapportée par Testa. Par ces faits de date ancienne, Testa a fait probablement allusion au cas de la femme de Polemarchus rapporté dans le septième livre des épidémiques, mais nous croyons avec Stokes, qui en fait la remarque dans une note de son traité des maladies du cœur, qu'il n'est pas applicable à la maladie qui nous occupe.

Enfin pour compléter cet historique nous citerons en dernier lieu une observation de Morgagni dans laquelle il relate un fait de dysphagie simple. Si nous le mettons à propos

(1) Je dois cette traduction à l'obligeance du Dr Bacchi.

de cette péricardite à forme hydrophobique, c'est pour terminer la liste des auteurs qui ont parlé de la dysphagie simple ou compliquée jusqu'à Gendrin et Stokes.

OBSERVATIONS.

Nous commençons par exposer les observations sur lesquelles nous nous appuyons.

Observation I.

Le 14 mai 1875, M. Bernutz recevait à sa consultation, un jeune homme qui était en proie à une dyspnée intense ; ce malade arrivait avec un certificat d'un médecin constatant qu'il était atteint d'une angine. Un examen rapide de la gorge, des poumons et du cœur exécuté immédiatement ne fit rien découvrir.

Une demi-heure après j'étais rappelé dans la salle pour voir ce malade dont la dyspnée avait encore augmenté. Voici l'état dans lequel je le trouvai :

Il était assis sur son lit; il respirait assez bien pendant trois ou quatre respirations peu amples du reste, puis tout à coup il survenait une inspiration brusque, suivie peu après d'une expiration précipitee, le malade etait alors en proie à une grande anxieté et se jetait sur son lit a droite ou à gauche en disant avec grande peine ces mots « j'étouffe. »

Deux ou trois respirations se succédaient avec ce même caractère, et alors la face se cyanosait, puis reparaissait un calme relatif. Alors les lèvres et la face redevenaient rosées, et il ne restait qu'une coloration blanc grisâtre des ailes du nez et du pourtour de la bouche.

Comme antécédents, ce jeune homme n'accusait rien. Pas de rhumatisme; pas d'attaques épileptiformes, jamais d'angine striduleuse; jamais d'attaque semblable à celle à laquelle il etait en proie; pas de traces de morsure. Interrogé sur ce point par plusieurs personnes, il dit n'avoir jamais été mordu. Il n'a du reste pas paru effrayé de la question.

Il était âgé de 14 ans 1/2 et exerçait la profession de forgeron.

Malade depuis quatre jours, sa maladie avait débuté par une douleur au niveau de la gorge, il avait pu encore travailler pendant deux jours, c'était la veille au soir seulement que la dyspnée avait pris une certaine intensité.

L'examen de le gorge fait avec la plus grande attention ne fit découvrir aucune rougeur; aucun engorgement ganglionnaire de voisinage.

La douleur que présentait le malade siégeait au niveau de la partie supérieure du larynx; il disait que la pression l'augmentait un peu. La voix n'était en aucune façon altérée; même pendant les attaques de dyspnée.

Les poumons ne présentaient rien à la percussion ni à l'auscultation. L'air y pénétrait facilement, le murmure vésiculaire était partout très-distinct.

A l'auscultation du cœur, on ne trouve encore rien. La température du corps était sensiblement normale.

Mais un autre phénomène attira bientôt notre attention. Lorsqu'on présenta à boire à ce malade, il se détourna avec une horreur évidente du liquide; la dyspnée augmenta. il se jetait à droite et à gauche pour éviter le verre.

Plusieurs fois on répéta l'expérience et deux de mes collègues que j'avais priés de venir voir le malade crurent tout d'abord qu'il était enragé, mais il n'avait aucun des autres symptômes de la rage, et son hydrophobie même présentait quelque chose de spécial, elle était en quelque sorte raisonnée. Lorsqu'on lui confiait le verre en lui disant qu'on ne le forçait pas à boire, le liquide l'exaspérait beaucoup moins. Je pus lui faire boire quelques gouttes avec une cuillère sans trop de difficulté. Lui-même avait bien constaté le fait, et disait : donnez-moi peu à la fois et quelque chose de fort, cela me fait moins de mal. Cependant il détournait les yeux pour boire. La vue d'une glace, d'un objet brillant ne lui produisait aucun effet.

Depuis quatre jours il n'avait pu ainsi avaler que quelques gouttes de liquide; mais je reviens sur ce point, les aliments ne lui produisaient pas le même effet, il disait je ne peux pas manger; quant au liquide, comme il comprenait qu'il était forcé de prendre sa potion alors, il y avait une hydrophobie manifeste.

Je fis à ce malade immédiatement des injections de morphine. Il y eut un peu de mieux.

Deux heures après je revoyais le malade, il était plus calme, je pus l'examiner plus facilement.

Je fus alors frappé d'intermittences revenant toutes les 5 ou 6 pulsations. J'examinai de nouveau le cœur et je trouvai du frottement péricardique très-fort à la base du cœur dans une étendue limitée. — Le frottement ressemblait à une espèce de râle crépitant et s'entendait pendant la systole et la diastole. Il y avait un léger bruit de souffle en même temps au premier temps dont le maximum était difficile à préciser (1).

En même temps le malade se plaignait d'une douleur rétro-sternale au niveau du troisieme cartilage costal gauche; la douleur était plutôt à gauche que sur la ligne médiane.

Il existait aussi une légère douleur à la pression au niveau de l'écartement des deux portions du

(1) Ce léger bruit de souffle avait été constaté dès le début. Le frottement avait échappé, rien n'appelant l'attention sur le cœur.

sterno-cleido-mastoïdien gauche. — Traitement : Ventouses scarifiées, vésicatoire, chloral.

Vers le soir, la dyspnee augmenta, les accès se succédèrent rapidement. — Vers minuit, le malade asphyxiait beaucoup. Intelligence intacte. Il meurt avec symptômes d'asphyxie à 5 heures du matin.

Autopsie 26 heures après la mort.

Le pharynx, le larynx, l'œsophage présentent un aspect absolument normal.

Adhérences anciennes de la plèvre gauche dans toute son étendue ; — pas de liquide. — Pas d'adhérences à droite.

Péricarde. — En ouvrant le péricarde on trouve un peu de liquide clair, la séreuse est partout un peu épaissie, blanchâtre. Il existe des adhérences anciennes à la base, une adhérence assez forte entre l'artère pulmonaire et le sac péricardique ; une autre à droite entre l'artère pulmonaire, l'aorte et le péricarde. Au milieu de ces adhérences anciennes il en existe de nouvelles, plus délicates, rougeâtres, vascularisées. En plusieurs points le péricarde est rugueux, dépoli. Il existe donc une inflammation ancienne et des productions récentes.

Les adhérences anciennes paraissent s'être enflammees sous l'influence de cette nouvelle poussée.

Il n'y a ni insuffisance, ni rétrécissement d'orifice. La valvule mitrale est légèrement épaissie à son bord libre; les valvules aortiques sont gonflées, tuméfiées, surtout à leur point d'insertion, et présentent une épaisseur au moins double de leur volume normal.

A l'œil nu l'endocarde ne paraît pas altéré dans d'autres points du cœur. Rien dans le cœur droit.

Le cœur est assez volumineux, flasque. Le muscle n'a pas une coloration aussi rouge que normalement.

Poumons.— Pas d'adhérence du poumon droit. Congestion forte à la base.

Poumon gauche. — Adhérence complète de la plèvre costale. Pas d'adhérences nombreuses ni très-solides au niveau du diaphragme.

Le point où les adhérences sont le plus nombreuses est au niveau de la plèvre médiastine; en ce point les adhérences sont fortement vascularisées et tranchent par leur aspect rougeâtre sur les adhérences des autres portions de la plèvre.

La plèvre médiastine adhère intimement au sac péricardique. On ne peut l'en séparer qu'avec le scalpel; le tissu cellulaire intermédiaire est très-injecté, d'un rouge vif. Rien de semblable du côte oppose.

Le nerf phrénique du côté gauche est compris au milieu de ce tissu enflammé. Sa gaîne est très-fortement vascularisée; le nerf paraît un tiers plus gros que celui du côté opposé qui présente la coloration blanche normale.

Les pneumogastriques paraissent sains à l'œil nu.

Le poumon gauche est fortement congestionné à la base.

Le poumon droit est aussi très-fortement congestionné.

L'aorte présente quelques plaques athéromateuses.

Intestins. — Rien.

Foie. — Un peu gras.

Reins. — Congestionnés, un peu jaunâtre.

Cerveau. — Rien.

Bulbe. — Rien. Aspect et consistance normale.

Rien du côté des méninges.

Examen microscopique. Les peumogastriques, le plexus cardiaque et les ganglions ont été examinés frais et après conservation dans l'accool. On n'a trouvé aucune altération.

Le phrénique gauche seul est vascularisé; il y a commencement de prolifération de la gaîne, les tubes nerveux sont sains.

Ce fait nous a engagé à rechercher s'il en existait d'analogues dans la science.

Nous avons trouvé dans le mémoire laissé par Trécour, l'observation avec autopsie de trois cas semblables.

Nous laissons parler l'auteur.

Observations sur une maladie singulière.

« Dans le commencement de l'année 1746, il régna parmi les soldats de la garnison de Rocroy une maladie inflammatoire dont les symptômes étaient à peu près les mêmes que ceux de la péripneumonie, mais beaucoup plus violents.

« La difficulté de respirer était extrême. Il y avait un long intervalle de l'expiration à l'inspiration, mais celui de l'inspiration était si court qu'à peine l'air pouvait-il parvenir aux premières divisions des bronches. Les malades souffraient une soif extraordinaire et éprouvaient lorsqu'ils voulaient boire le symptôme le moins équivoque de l'hydrophobie. Lorsqu'on présente quelque liquide à un hydrophobe, il a une telle horreur de l'eau, que si on lui en parle seulement tous ses membres sont dans l'instant attaqués de convulsions. J'ai cependant vu un loup enragé traverser la rivière à la nage.

« Les malades se plaignaient d'une douleur aiguë et fixe à la région du cœur qui répondait postérieurement à la partie opposée, semblable à celle que pouvait causer un clou qui traversant la poitrine tendrait à rapprocher le sternum de l'épine du dos.

« Cette maladie était accompagnée de plusieurs autres symptômes, savoir : des nausees continuelles, le sang était couenneux et couvert d'une peau jaune, dure et épaisse. Elle était contagieuse car elle se communiquait à ceux qui avaient soin de ces malades.

« D'un grand nombre de ces malheureux que j'ai traité de cette fâcheuse maladie, il en est mort une vingtaine dont j'ai fait ouvrir les cadavres; tous avaient la substance du cœur ulcérée, les uns plus, les autres moins; dans quelques uns il s'est trouvé des polypes dans le ventricule gauche; polypes qui avaient la même constance que s'ils eussent été formés depuis longtemps; ce qui prouve l'extrême épaississement de la lymphe, auquel la nourriture et la rigueur de la saison n'aurait pas peu contribué. Le soldat mangeait beaucoup de viande de porc, de pois, de haricots, de fèves, et buvait trop d'eau-de-vie. »

Observation II.

Le nommé Des Rochers, soldat au bataillon d'Argentan, milice de Normandie, fatigué de la route, vint à l'hôpital pour se reposer; le troisième jour il y fut attaqué avec les symptômes mentionnés ci-dessus, et en mourut le septième jour: ayant fait ouvrir son cadavre, le péricarde se trouva rempli d'un pus très-fétide et épais; la substance du cœur ulcérée en plusieurs endroits, mais principalement environ un pouce plus bas que l'oreillette droite, ou il y avait un ulcère à contenir un œuf de pigeon, le cœur était squirrheux vers la pointe, le ventricule gauche contenait un polype médiocre ; le lobe gauche du poumon gorgé et adhérent à la plèvre; le droit était aussi fort gorgé.

Observation III.

Le nommé Langevin, soldat au régiment de Saintonge, mourut le cinquième jour de la maladie; le péricarde se trouva tellement adhérent à la première membrane du cœur, qu'après l'avoir détaché avec le scapel, toute la surface du cœur se trouva ulcérée superficiellement; il se trouva un polype dans le ventricule gauche, le lobe droit du poumon était gangrené.

Observation IV.

Le nommé Jaime-Dieu, sergent au bataillon de Renaucourt, milice d'Artois, mourut aussi le cinquième jour de la même maladie : le péricarde se trouva adhérent au cœur d'environ deux pouces vers sa pointe, et rempli de pus fétide, sur le péricarde positivement, à l'endroit de l'adhérence, il y avait gros comme un œuf de dinde, d'une matière gélatineuse qui, ayant été exposé à l'air, se fondit comme la neige au soleil; ce que n'ont point fait les polypes qui ont été plusieurs jours à l'air, sans perdre que très-peu de leur grosseur. Celui-ci est le seul dont on a fait l'ouverture du crâne, et il ne se trouva rien de remarquable ni d'extraordinaire.

Obs. V (de Testa) (1).

Un paysan, né à Porto Gruaro, âgé de 40 ans passés, se trouvant par hasard à Spillongo, a été pris subitement de fièvre très-forte, de difficulté dans la déglutition et dans l'ouverture de la bouche, et pour cela ni alors, ni dans le peu de jours qui survit, il n'a été possible d'observer l'état de la gorge. En tout cas, parce que la maladie paraissait appartenir aux maladies inflammatoires, on lui a pratiqué des saignées abondantes qui ont été répétées le deuxieme jour, parce que les symptômes avaient augmenté ; on appliqua des compresses trempées dans l'eau tiède aux extrémités, et des émollients autour du cou ; on donna des boissons fréquentes, rafraîchissantes et purgatives.

Le troisième et le quatrième jour, la fièvre était plus forte, *la respiration était haletante* (affanosa), la douleur à la gorge très-grande dans le sixième jour, le septième la fièvre était moins forte, mais la déglutition était toujours difficile et la douleur de la gorge était toujours très-forte.

(1) Testa. Loc. cit.

Le huitième jour, le pouls baissait davantage, et alors apparut tout d'un coup une enflure notable à la glande parotide droite, enflure qui cependant se dissipa le même jour.

La maladie se termina par la mort le dixième jour.

Autopsie. — Ayant examiné la gorge à l'autopsie, on n'a pas trouve la plus petite trace d'inflammation ; seulement on a vu dans la trachée un peu de sérosité mêlée à quelque chose qui ressemblait à du pus. La plevre costale et la surface des poumons n'étaient enflammées que légèrement ; mais le médiastin, et le diaphrăgme, et la partie supérieure de l'estomac et la connexité du foie qui était très-volumineux étaient enflammés davantage. Malgre cela, la maladie principale était cachée à la région précordiale. Le péricarde grossi et durci était rempli d'une matière abondante, sanieuse et fétide. La substance du cœur était presque désorganisée. Le cœur était trés-petit, la membrane externe détruite en totalité, et sa surface toute ulcérée.

Les parois des deux ventricules étaient intérieurement recouvertes d'une eschare gangréneuse, et revètues d'une substance couenneuse en forme de pseudo-membrane qu'on a trouvée aussi dans l'aorte et dans les vaisseaux du poumon ; dans le ventricule droit très-dilaté et dans la veine cave. Les vaisseaux, à proximité du cœur, étaient très-rouges et vivement enflammés.

Réflexions. — Ces observations nous ont paru établir nettement la variéte de péricardite qui nous occupe. Prises à des époques très-eloignées, elles se ressemblent absolument, et quant à la description des symptômes et quant aux lésions anatomiques.

Trécourt a observé une epidémie de pleuro-péricardite. Une objection venait d'elle-même. Y a-t-il eû dans ces cas complications cérébrales ou médullaires? une meningite cérébro-spinale? On peut affirmer qu'il n'y a rien eu de semblable. Dans l'autopsie faite, les centres nerveux étaient intacts; et, du reste, les symptômes décrits avec beaucoup de précision et de nettété, lèvent tous les doutes.

J'ai rapporté l'observation de Testa, bien que l'hydrophobie ne soit pas signalée; mais les principaux symptômes s'y trouvent; la dysphagie extrême, la dyspnée diaphragmatique. Ce n'est pas sur l'absence d'un symptôme qu'on peut conclure à la non-identité de la maladie; mais on peut m'objecter que le nom donné à cette variété repose sur la présence de ce symptôme. A ce point de vue l'objection est vraie. *Mais les symptômes fondamentaux* s'y troúvent et cette observation sert de transition entre la péricardite avec dysphagie et la péricardite hydrophobique.

Je crois en effet que cette complication peut avorter pour ainsi dire ou ne pas arriver à son plus haut degré; rester limitée à la dysphagie, à une dyspnee peu intense; mais aussi arriver brusquement ou par degrés à la forme que nous décrivons.

ANATOMIE ET PHYSIOLOGIE PATHOLOGIQUES.

Un fait frappe, lorsqu'on lit les cinq autopsies que nous venons de rapporter, c'est que toujours il y a eu en même temps que l'inflammation du péricarde une complication pleuro-pulmonaire, dans quatre cas sur cinq il y a eu pleurésie gauche; dans un cas pleurésie droite.

Dans trois cas, où l'on a précisé avec soin le maximum de l'inflammation de la plèvre, on voit que c'est au niveau du médiastin que la plèvre était le plus enflammée. On peut croire, à cause du mode probable de propagation, qu'il en était de même dans les deux autres cas.

En résumé, jamais la péricardite seule n'a donné lieu au syndrome qui nous occupe.

Puisque la péricardite seule ou la pleurésie seule ne détermine pas, au moins dans le très-grand nombre de cas, ces accidents, il était indiqué d'en rechercher la cause dans le médiastin; nous verrons plus loin à quelle conclusion on peut arriver.

Examinons d'abord rapidement les explications qui ont été données de ces phénomènes: nous voulons dire de la dysphagie, car on ne s'est jamais occupé de l'hydrophobie dans ce cas.

1° *La compression.* — On a pensé que le péricarde distendu pouvait, en comprimant l'œsophage, donner lieu à la dysphagie; mais les auteurs eux-mêmes, qui ont invoqué cette cause, reconnaissent que très-souvent le péricarde, contrairement à ce qu'on attendait, n'était pas très-distendu. Stokes rejette avec raison cette hypothèse en faisant remarquer la rareté de ces phénomènes dans l'hydro-péricarde.

2° *Inflammation de l'œsophage.*— Nous ne citons cette hypothèse que pour mémoire; on n'a jamais apporté un fait à l'appui, et dans toutes les autopsies, on reconnaît l'intégrité du pharynx et de l'œsophage. Nous ferons la même remarque pour l'explication proposée par Stokes dans le fait rapporté par Testa; il pense qu'il s'agirait de l'inflammation du réseau veineux placé dans l'épaisseur du tissu cellulaire retropharyngien.

3° *Excitation du pneumogastrique.* — Cette explication a été admise par tous les auteurs contemporains qui se sont occupés de cette question. Le pneumogastrique excité agit sur le bulbe et par action réflexe nous avons la dysphagie, la dyspnée diaphragmatique et même l'hydrophobie.

A cette hypothèse, nous ferons les objections suivantes; c'est théoriquement que l'on admet l'inflammation du pneumogastrique. Dans le cas où j'ai pu l'examiner, il était sain; mais on peut répondre qu'il n'y a pas besoin d'inflammation du nerf, qu'il suffit d'une forte excitation des extrémités nerveuses. S'il en était ainsi, chaque fois qu'il y a une inflammation intense du péricarde, ces phénomènes devraient se produire. Or on n'a. ainsi que je l'ai fait remarquer, jamais trouvé ce syndrome dans la péricardite seule, si intense qu'elle fût.

Voici l'hypothèse à laquelle je me suis arrêté. Ces phénomènes sont dus au pneumogastrique et au phrénique.

Le phrénique excité, enflammé, agit sur la moelle en la mettant dans un état de tension excessive et les impressions normales ou anormales transmises par le pneumo-gastrique ou par le phrénique lui-même, déterminent des réflexes que l'on n'aurait pas sans cet état préparatoire de la moelle.

Je base mon opinion sur les faits suivants :

1° Le nerf phrénique est le seul que j'aie trouvé enflammé (1).

2° C'est ainsi qu'on s'explique pourquoi il y a toujours pleurésie concomitante. Il faut que la

(1) Par inflammation du phrénique, nous n'entendons que la prolifération des éléments cellulaires. Les tubes nerveux ne nous ont pas paru altérer manifestement dans nos expériences.

lame du tissu cellulaire dans laquelle rampe le phrénique soit prise, ce qui ne peut guère avoir lieu sans inflammation et du péricarde et de la plèvre.

3° J'ai entrepris quelques expériences qui sont rapportées à la fin de ce travail et qui montrent :

1° Que le phrénique préalablement enflammé détermine des réflexes qu'on n'obtient pas en excitant le nerf sain.

2° Que pour enflammer le phrénique il faut toujours déterminer une péricardite et une pleurésie. Ce n'est qu'à cette condition que le médiastin se prend et consécutivement le nerf.

3° Chaque fois qu'il n'y a qu'une péricardite seule ou une pleurésie seule, on n'a pas les actions réflexes citées plus haut, en excitant le phrénique.

DESCRIPTION ET MARCHE DE LA MALADIE.

Nous avons affaire à une affection doublement insidieuse, car il s'agit de diagnostiquer une péricardite, maladie qui passe si souvent inaperçue, dans des conditions où les symptômes attirent l'attention d'un tout autre côte.

Mais. si la première période est souvent difficile à saisir, il n'en est plus de même lorsque la maladie s'accentue, on a affaire à une maladie theâtrale, qu'on me passe le mot, où la mise en scène est terrible. Ce qui m'a engagé à attirer l'attention sur cette variété rare de la péricardite, c'est l'anxiété profonde, dans laquelle je me suis trouvé en presence d'un malade qui mourait sous mes yeux, asphyxiant, tant que je n'ai pu établir le diagnostic. On cherche dans la gorge, dans les poumons; et on est tenté d'ouvrir la trachée; on se demande si on n'a pas affaire à un rabique. On perd ainsi un temps précieux, car je crois que la guérison dépend de la promptitude des secours.

Le syndrome que nous decrivons peut survenir à toutes les périodes de la péricardite; mais d'après les observations que nous rapportons, il est apparu plus souvent dès le début; encore est-ce difficile à préciser; une péricardite se fait lentement, puis tout d'un coup l'inflammation augmente, s'étend, gagne la plèvre; le médiastin et le phrénique se prennent et alors apparaissent les symptômes qui nous occupent. Stokes cite même un cas de dysphagie simple qui est revenue plusieurs fois dans le cours de la maladie suivant qu'il y avait recrudescence de l'inflammation du péricarde et de la plèvre gauche.

Ainsi donc, il faut admettre comme fond du tableau tous les débuts possibles de la péricardite, tantôt comme dans l'observation de péricardite épidemique de Trécourt, une fièvre intense et tantôt, comme dans l'observation qui m'est personnelle, à peine un peu d'essoufflement.

Puis, lorsque ces complications surviennent, voici ce que l'on observe : le malade se plaint et attire d'abord l'attention sur sa gorge; nous répétons encore que l'on ne trouve aucune rougeur rien qui puisse expliquer cette douleur. Le malade peut encore avaler; en même temps il y a un peu d'essoufflement; mais ce symptôme frappe beaucoup moins le malade que le premier.

Le degré d'intensité de ces symptômes est nécessairement lié au plus ou moins de violence et de rapidité de l'inflammation et on peut voir apparaître, presque immédiatement, l'hydrophobie et les secousses convulsives du diaphragme. Trécourt n'insiste pas sur ce point; dans l'observation Ire, ce n'est que le troisième jour que l'hydrophobie est survenue. Les malades se plaignent dès le début d'une douleur qui siége derrière le sternum un peu à droite, ou un peu à gauche, au niveau de la troisième côte. Cette douleur correspond dans le dos. Elle augmente en même temps que les autres symptômes et devient très-forte. J'ai constaté aussi un peu de douleur sur le trajet du phrénique au cou.

Je ne reviens pas sur ce que j'ai dit de l'hydrophobie, ni de ces contractions tétaniques du diaphragme; je n'ai rien à ajouter à la description de Trécourt et à ce que j'ai rapporté plus haut.

Les accès de dyspnée sont d'abord intermittents; le malade a une série d'accès pendant dix minutes, une demi-heure; puis un calme assez complet peut se rétablir; il peut être tel, qu'un médecin distingué qui vit le malade de l'observation Ire pendant cet état de calme put croire qu'il simulait.

Trécourt dit que les malades meurent du quatrième au cinquième jour à partir du début de ces symptômes; le malade que j'ai vu est mort le cinquième jour.

Le même auteur ajoute que les malades qui survivent jusqu'au huitième ou neuvième jour guérissent ordinairement.

Diagnostic. — Une fois prévenu, le diagnostic devient assez facile. Les maladies avec lesquelles on peut sur tout confondre cette variété sont de deux ordres : les maladies de l'arrière-gorge et du larynx où il y a dyspnée et dysphagie ; et les maladies où il y a de l'hydrophobie, la rage en particulier.

Il sera presque toujours facile pour l'examen de la gorge, par l'intégrité de la voix, de différencier cette affection de l'angine diphtéritique et du croup; cependant, lorsqu'il y a de la contracture des mâchoires comme dans les cas de Testa, on sera plus embarrassé. L'examen du cœur et des poumons lèveraient les doutes.

Les caractères de la toux et les circonstances dans lesquelles se produit l'angine striduleuse, l'absence de dysphagie, ne permettront pas de confusion. Il en sera de même pour le spasme de la glotte et pour la bronchite pseudomembraneuse.

La rage presente au debut une grande analogie avec cette affection. Si le patient avait ete mordu, il y aurait avant l'examen du cœur une difficulte réelle. Mais on ne trouve pas, comme dans la rage, cette exaltation des organes des sens, de l'ouïe, du tact; on n'observe pas ce symptôme si caractéristique l'aérophobie; il n'y a pas d'ordinaire ces accès de délire furieux, il n'y a pas non plus de sputation fréquente; quelquefois cependant il y a de l'écume à la bouche après les accès de dyspnée,

Mais si la rage ne se présente pas avec tout cet ensemble symptomatique. le diagnostic sera certainement difficile avant l'auscultation du cœur et des poumons.

Je croirais volontiers qu'un certain nombre de cas de rage, survenus plusieurs annees après la morsure, cas qui ne sont acceptés qu'avec réserve par la plupart de nos maîtres, pourraient peut-être se rapporter à cette forme.

J'ai lu à ce sujet un certain nombre d'observations de rage; malheureusement l'autopsie se borne souvent à ces mots : « Rien dans les organes qui puisse se rapporter à la rage. »

Enfin la dyspnée diaphragmatique servira à différencier cette affection des cas d'hydrophobie compliquant des affections du pharynx, de l'utérus, etc., etc., de l'hydrophobie de cause nerveuse, ou encore de l'hydrophobie observée à la suite d'ingestion de certains poisons.

Signalons, pour terminer, la fièvre intermittente pernicieuse hydrophobique (Alibert) qui ne peut sérieusement pas induire en erreur (1).

Pronostic. — Le pronostic est grave ; la mort arrive dès le quatrième jour ; si le malade doit guérir, l'hydrophobie disparaît vers le huitième jour, ou diminue notablement ainsi que les autres symptômes.

(1) Un cas a été observé l'année dernière (Montpellier médical, mai 1875, n° 5, p. 429).

RÉFLEXIONS SUR UN CAS DE RAGE.

Nous allons rapporter en entier une observation très-remarquable prise dans le service de M. Delpech. Ce cas présentait une véritable difficulté de diagnostic et peut prêter à des considérations de quelque intérêt sur le développement de la rage.

Ainsi qu'on le verra en lisant cette observation, il s'agit d'un homme de 39 ans, mordu par un jeune chien. Ce chien qui était constamment à l'attache, ne paraît pas lui-même avoir été mordu. La rage se serait donc développée spontanément chez cet animal; il a mordu deux chiens qui n'ont pas été atteints de rage. Il n'était devenu méchant qu'à la suite d'excitations provoquées par une chienne en chaleur. Il été sacrifié sans avoir présenté de symptômes de rage manifestes.

C'est quatre-vingt-douze jours après la morsure que le malade a été pris de douleur dans le coude et l'épaule (côté mordu), de dysphagie et d'hydrophobie; le lendemain il a eu deux ou trois accès de délire et a cherché à se tuer. Il est mort dans la nuit, et à l'autopsie on a trouvé une péricardite et une pleurésie. M. Delpech a relevé tous ces détails avec beaucoup de soin; il ajoute lui-même que la péricardite a dû avancer la mort de ce malade ; et il insiste sur l'absence de preuve de rage chez le chien.

Il croit néanmoins que cet homme était enragé ; je ne le nie pas. Cependant on ne peut invoquer pour soutenir cette opinion que l'hydrophobie et les accès de délire ; d'autre part, on doit tenir compte qu'il n'a pas eu les autres troubles sensoriels et qu'enfin on a constaté à l'autopsie une lésion qui peut à elle seule donner l'hydrophobie, comme j'espère l'avoir démontré. C'est donc une balance à faire, et je crois après M. Delpech que dans ce cas il y avait véritablement rage.

Je n'ai pas seulement cité ce fait pour montrer la difficulté que peut présenter le diagnostic, mais aussi parce que l'on peut se demander si cette péricardite n'a pas eu un certain effet sur le développement de la rage.

En effet, comment doit-on comprendre la rage ?

« L'excès de tension réflexe dans les foyers des nerfs de la respiration et de la déglutition, dit M. Jaccoud, est le caractère essentiel de la rage chez l'homme ; l'accroissement de l'excitabilité sous l'influence des excitants vitaux indispensables (ingestion de l'eau et de l'air), des décharges motrices correspondantes par les nerfs de la respiration et de la déglutition en sont les symboles. Ce processus pathogénique est la clef du diagnostic et suffit à lui seul pour distinguer la rage de toutes les autres formes de l'hydrophobie. (1) »

D'autre part, nous avons entendu M. Chauveau affirmer que la rage et la morve pouvaient rester latentes et ne se développer que sous l'influence de cause occasionnelle.

On peut donc croire dans le cas qui nous occupe qu'une lésion qui par elle-même a des tendences à exciter la moelle et le bulbe puisse être la cause occasionnelle d'accidents qui peut-être ne seraient pas survenus.

Hôpital Necker, service de M. Delpech (observation recueillie par M. Mathieu, élève du service). — Cas de rage.

Au nº 11 de la salle Saint-Ferdinand, se trouve un homme, le sieur X..., atteint de rage, mordu par un chien sur lequel les details suivants nous ont été communiqués par M. G..., propriétaire de l'animal.

Ce chien, de grosse taille, race de montagne, lâché chaque jour dans la cour de l'établissement, ne sortait jamais; il était habituellement en rapport avec le sieur X..., concierge de la maison.

Cet animal, âgé de 15 mois, était excité par la présence d'une chienne en folie, trop petite pour que le rapprochement eût lieu et sur laquelle il s'acharnait; il la mordit même à la tête, et un mois et demi après, cette petite chienne mourait des suites de ces morsures, sans présenter, nous a-t-on dit, aucun symptôme de rage.

Une autre chienne, fille de la précédente, âgée

(1) Nouveau Dict. de méd. et de chir. pratiques, t. XVIII, p. 19.

de 8 mois, également en contact avec ce chien, se porte actuellement bien.

Quant au sieur X. ., c'est en cherchant à éloigner le chien de la petite chienne poursuivie qu'il est mordu par celui-là à la main gauche.

Le même jour, M. G... veut corriger son chien, mais alors celui-ci se précipite sur son maître, dont il n'atteint que le vêtement.

Le lendemain, le charretier du même établissement, voulant à son tour corriger l'animal, le poursuit jusque dans sa niche, et c'est en voulant l'en tirer qu'il est mordu au bras ; mais ce fut à travers ses vêtements, et l'on ne vit au niveau de la morsure qu'une légère ecchymose.

M. G... résolut alors de se défaire d'un animal qu'il considérait comme dangereux et alla lui-même, aidé du charretier, noyer le chien qu'il avait élevé.

Quant au sieur X..., concierge, il est âgé de 39 ans; il est grand, maigre, brun, d'une santé habituellement bonne. Il a été mordu, le 6 mars 1869, sur la face dorsale de la main gauche, très-près d'une plaie ouverte, assez profonde qu'il s'était faite avec un clou quelques jours aupararant. 92 jours se passent, pendant lesquels le malade affirme avoir joui d'une excellente santé, lorsque, presque tout à coup, le lundi 7 juin 1869 (93e jour après la morsure), à l'heure de midi environ, il est pris d'une douleur assez vive dans le coude, le bras et l'épaule gauche (côté mordu), puis de céphalalgie, d'inappétence et d'un sentiment de constriction légère a la gorge. Le soir arrive, il ne peut prendre aucune nourriture; la nuit se passe sans sommeil, pas de rêvasseries ; ses douleurs le tiennent en éveil.

Le mardi 8 juin, il se lève avec de la dyspnée, ses douleurs persistent, elles sont cependant moins intenses. Il ne peut manger, ni boire; il n'essaye même pas d'approcher un verre de ses lèvres, cela lui répugne; il est inquiet, agité. La journée se passe sans qu'il ait pris la moindre nourriture; la nuit est encore sans sommeil.

Le mercredi 9 juin, à son lever, il est pris d'une constriction violente à la gorge qui rend la respiration d'une difficulté extrême. Il est inquiet, très-agité.

M. le docteur Salès, aussitôt appelé, questionne presse, et bientôt convaincu de la nature de l'affection, conduit lui-même son malade à l'hôpital Necker.

Nous le voyons alors. Il est un peu inquiet, ses yeux brillent, il ressent peu de dyspnée ; son pouls est à 80 pulsations. Il répond facilement aux questions qu'on lui pose et déclare qu'il éprouve des douleurs dans l'épaule gauche et surtout au niveau de l'épigastre, où elles s'accompagnent d'un sentiment d'anxiété.

Inappétence. Le malade dit qu'aucun aliment ne peut passer; qu'il étrangle dès qu'il *veut essayer d'avaler*.

Boire lui est également impossible, et de plus, il est visible que *l'idée seule* de boire le trouble et lui fait éprouver un sentiment de constriction à la gorge, constriction qui, du reste, est de peu de durée.

La vue d'un verre d'eau ne le trouble pas.

On l'engage à boire avec une cuiller; il s'agite

alors, devient inquiet et refuse. Peu après on insiste ; il prend un verre d'eau, mais à peine le tient-il dans sa main qu'il se trouble, sa gorge se resserre avec force, sa parole est brève ; il veut se défaire du verre et semble prier qu'on l'en débarrasse, et quand il l'a quitté, tous ces troubles disparaissent en peu d'instants.

La vue d'un miroir brillant le laisse calme. Sa voix n'est pas sensiblement altérée. L'examen de la gorge ne fait rien decouvrir ; la face inférieure de la langue est intacte ; pas de traces de lysses.

Une respiration plus ample se fait entendre à gauche dans toute l'étendue du poumon. A droite, faiblesse relative du murmure vésiculaire.

Au cœur, bruit de souffle à la pointe et au premier temps.

Des injections sous-cutanées avec 1 centig. de chlorhydrate de morphine sont ordonnées de quatre heures en quatre heures. Il est dix heures un quart, X... prend un bain de vapeur térébenthinée. Sa température est avant celui-ci, de 37°,6. Une transpiration abondante s'ensuit. Il est calme, parle facilement et dit qu'il se trouve bien.

Sur les onze heures et demie on lui fait une première injection avec 1 centig. de chlorhydrate de morphine. Il reste au lit ; on lui apporte une panade qu'il a demandée, mais il ne peut la manger ; sa répugnance est telle qu'il n'essaye pas même d'en mettre dans sa bouche. Il prend néanmoins la valeur d'un demi-verre d'eau, mais goutte à goutte et avec une cuiller. Sur les cinq heures et demie, une vive excitation s'empare de lui ; ses yeux hagards brillent et font saillie, sa face n'est pas congestionnée. Il tremble comme s'il était dans une violente colère.

Sa respiration est sifflante. Il fait des efforts douloureux de déglutition ; pas de sputation.

Il veut quitter l'hôpital, où on l'a amené, dit-il pour le faire mourir.

On essaye de le calmer avec une seconde injection de chlorhydrate de morphine (1 centig.), mais il s'y prête avec peine, en disant: « C'est inutile, car dans quelques jours tout sera fini. »

Il faut noter ici que jamais il n'a parlé de sa morsure ni de rage.

Son pouls est faible, lent, et monte à peine à 60 pulsations.

On lui apporta de la glace qu'il avait demandée, mais il ne s'en servit pas. A six heures et quart, un infirmier venait de lui panser un vésicatoire qu'il portait au creux épigastrique, lorsque tout à coup il se précipita sur ce garçon, qui s'enfuit effrayé, tirant la porte à lui, en laissant derrière ce furieux. « Je n'ai pas peur de mourir, criait-il, je me tuerai, » et sur-le-champ il se précipita contre l'angle du mur, puis, étendu sur le plancher, il frappait de sa tête sur cet angle avec une telle violence, que l'arête fut brisée, le mur lui-même dégradé, la peinture et le plâtre enlevés. A chaque moment il se frappait avec une violence extrême, son sang jaillissait sur tous les objets et sur les murailles de sa chambre. Il était à genoux, frappant sans cesse, à tel point que des personnes se tenant à l'étage inférieur montèrent, dans la pensée qu'on démolissait le mur à coups de marteau. Après l'accès, comme on lui faisait observer qu'il aurait pu casser les vitres dans le voisinage desquelles il se frappait, il répondait qu'il faisait attention, et qu'il ne voulait pas les briser.

Six à huit infirmiers accourent, lui lancent une alèse sur la tête, et, se précipitant sur lui, parviennent, malgré sa résistance désespérée, à lui mettre une camisole de force. Pendant cette lutte il criait au secours, et l'un des infirmiers se sentit mordre la main à travers l'alèse qui couvrait la face du malade. On constate alors qu'une large plaie occupe la partie latérale droite de la voûte crânienne, et que les tissus mous sont décollés et renversés dans une grande étendue. L'elève de garde fit un pansement.

Attaché dans son lit par les mains et les pieds, X... reprit du calme, il parla : « Bien qu'ils fussent huit, disait-il, je les aurais repoussés si j'avais voulu, mais je ne voulais pas leur faire de mal, je ne voulais que me tuer. »

Dans les heures qui suivirent, il causa avec calme, disant *qu'il ne souffrait pas*, qu'il *ne s'était pas fait de mal*, et *il put boire* quelques gorgées d'eau. Ses yeux, hagards, avaient conservé de l'agitation. Sa face était cyanosée, et il était encore agité de mouvements spasmodiques.

A onze heures, crise nouvelle. Fixé dans son lit, il criait au secours, se debattait, voulait tout briser ne cherchait pas à mordre. Cette crise dura dix minutes environ. On lui fit une troisième injection qui le calma un moment, mais l'agitation reparut ; le malade voulait se livrer à de nouvelles violences; il se mit à crachoter, à tel point que, le matin, son menton et les objets environnants étaient couverts de salive. A minuit il commença à écumer; on lui offrit à boire, il accepta avec empressement de l'eau qu'il repoussa tout aussitôt. Sa face était cyanosée, il vomit de la bile, qui s'echappa par les commissures des lèvres. Sa parole était brève, il ne balbutiait pas. C'était sa dernière crise, elle fut courte. Le reste de la nuit se passa dans le calme; il ne criait plus, il parlait seulement, et, disant qu'on voulait le faire mourir, il demandait à être détaché. Il se plaignit aussi que le pansement appliqué sur sa tête le serrait trop : on le desserra.

A ce moment le calme était plus grand que celui qui avait précédé la première crise.

Vers quatre heures, sa face était cyanosée, pas d'oppression apparente. A cinq heures, il pria le garçon de service de lui détacher un bras pour manger, et promit de lui payer à boire. Un quart d'heure après il était mort.

Autopsie faite vingt-quatre heures après la mort. — Une ecchymose énorme s'étend jusqu'à 6 centimètres au-dessus de la racine du nez et jusqu'au-dessous de la bosse occipitale.

Le pariétal droit est complétement dénudé sur un espace de 4 centimètres carrés.

A l'intérieur de la boîte crânienne, on ne constate aucune ecchymose entre la dure-mère et le crâne, lequel est d'ailleurs d'une épaisseur et d'une dureté considérables.

La dure-mère est plus mouillée que de coutume; on l'incise, un épanchement liquide s'écoule. On constate une injection considérable à la surface des méninges. La pie-mère est fortement injectée sans épanchement sanguin interstitiel.

On enlève la masse cérebrale; il s'écoule une grande quantité de sérosité très-sanguinolente.

Les artères de la base du cerveau sont d'un bleu très-foncé.

Le pédoncule cérébral gauche, à son émergence de la protubérance annulaire, semble ramolli et se déchire facilement. La partie postérieure des lobes cérébraux et le cervelet sont fortement injectés et colorés en rouge par simple imbibition.

La substance de la masse cérébelleuse paraît moins ferme qu'à l'état normal. Le cerveau est d'une bonne consistance.

La substance blanche des lobes cérébraux est sensiblement injectée. Le corps calleux se déchire avec une grande facilité, le plexus choroïde gauche est modérement injecté (petit kyste choroïdien).

La substance du cervelet est très-injectée, elle est couleur lilas foncé et très-ramollie, quand on la coupe. La moelle allongée est aussi moins ferme qu'à l'état normal.

La partie supérieure de la moelle ne présente aucune altération. Dans le voisinage de la partie inférieure on remarque une forte injection, et malgré un séjour de vingt-quatre heures dans l'eau, sa consistance est normale.

Poumons. — Le poumon droit adhère fortement à la paroi costale. On remarque quelques tubercules crus à son sommet. La marge du poumon présente des traces d'emphysème.

A la section, il s'écoule des canaux bronchiques une écume blanchâtre mêlée de sang. On constate aussi dans toute son étendue une énorme congestion, touchant aux limites de l'apoplexie pulmonaire, bien qu'on n'y trouve pas les noyaux indurés caracteristiques de cette affection. Adhérences generales de la plèvre.

Le poumon gauche est aussi gorgé de sang et

laisse suinter une écume sanguinolente. Pas de noyaux tuberculeux. Les grosses bronches sont fortement colorées par du sang et la muqueuse est très-injectée.

Cœur. — Le péricarde adhère dans toute son étendue à la surface du cœur, dont le volume est normal. Le ventricule droit est ouvert et présente un caillot organisé, enchevêtré dans les colonnes charnues du ventricule, et pénétrant dans le ventricule sous forme d'une membrane adhérente. Un prolongement de ce caillot se dirige dans l'artère pulmonaire et se retrouve jusque dans la bifurcation de l'artère pulmonaire droite. Là ce caillot est noir, friable et non organisé. Les parois de ce ventricule sont très-minces.

Quant au ventricule gauche, ses parois sont amincies, sa cavité est délicate.

Les orifices et les valvules sont sains. Les fibres musculaires sont pâles, les colonnes charnues sont d'un volume moindre. La langue est sans altérations. L'intérieur du larynx est un peu injecté; le premier cerceau de la trachée l'est un peu plus encore.

Il résulte de cette autopsie que la mort n'a pas été déterminée par les violences que le malade avait exercées sur lui-même, pas plus que par asphyxie simple. Elle a été produite par cette énorme congestion des deux poumons dont nous avons parlé plus haut.

Le bruit de souffle attribué plus probablement au cœur gauche, dans un examen rapide que la mort si prompte du malade a empêché de renouveler, devait être rapporté au cœur droit, mais portait, comme cela avait été indiqué, sur l'un des orifices auriculo-ventriculaires. Celui-ci, bien que non lésé, ne se fermait qu'incomplètement, en raison de la présence du caillot précité. Il est probable que cet état pathologique du cœur aussi bien que les adhérences générales du péricarde ont exercé une puissante influence sur la terminaison prématurée de la maladie.

L'homme dont l'observation vient d'être rapportée était certainement atteint de rage; mais quant au chien qu'on nous a dit être la cause de l'accident, nous ne pouvons l'affirmer, faute de preuves. Rien en effet de ce qui a été dit plus haut ne suffit pour démontrer chez lui l'existence de cette terrible affection, bien qu'il faille prendre en sérieuse considération l'excitation générale qu'il a présentée. Et d'abord l'autopsie n'en a pas été faite; de plus, la voix de l'animal était-elle changée depuis quelques jours? Quelle était sa manière de vivre? Se précipitait-il pour les avaler sur des matières que les chiens n'ont pas l'habitude de rechercher? Toutes ces questions sont capitales. Le sieur X... pouvait y répondre, mais l'humanité nous interdisait toute espèce de recherche de ce côté. L'animal ne sortait jamais. La rage a-t-elle donc été spontanée? Question bien importante, mais bien difficile à résoudre, car ce chien, toujours captif dans sa cour, a pu être mordu au nez, qu'il pouvait passer sous la porte, par un chien errant. Un chien a pu arriver jusqu'à lui et le mordre. La petite chienne est morte un mois et demi après avoir été mordue, sans présenter aucun symptôme de rage, dit-on. Mais cette bête, non furieuse, n'a-t-elle pas succombé à la rage mue ? Le fait n'est pas impossible ; la rage mue peut dériver par inoculation de la rage furieuse. L'autre chien qui était en contact avec celui qui a été l'origine de la rage chez notre malade n'est pas encore enragé, dira-t-on. Cela est vrai. Mais d'abord a-t-il été mordu ? A cette question, personne ne peut répondre. Et puis aurait-il été mordu, attendons ; d'ailleurs, tous les chiens mordus ne deviennent pas enragés.

Du triste spectacle que le sieur X... nous a présenté, que pouvons-nous conclure ?

D'abord que son intelligence a été respectée en dehors de ses crises.

Puis, que sa sensibilité a été abolie pendant les accès et même longtemps après, puisqu'il avouait lui-même qu'il ne souffrait pas de ses cruelles blessures et qu'il ne s'était fait aucun mal. Cependant, quelques instants avant de mourir, la sensibilité reparut.

Nous insisterons surtout sur le fait des douleurs qu'il présentait dans le bras gauche, où il avait été mordu, et aussi dans l'épaule du même côté. Ces douleurs ne sont-elles pas le résultat d'une action persistante du virus rabique. Ce point de localisation, se combinant avec la longue durée de l'incubation dans le développement de la rage, n'est-il pas un encouragement à cautériser, même tardivement, les plaies produites par la morsure des chiens enragés, dans la pensée que le virus rabique ne pénètre et n'agit pas avec la même rapidité que la plupart des autres liquides virulents.

Quant à l'absence des lysses, on voit que les observateurs n'ont constaté ce symptôme que les quinze ou vingt premiers jours qui ont suivi la morsure, et qu'ils ne les ont jamais vues à l'état des manifestations hydrophobiques ou rabiques (1).

(1) Extrait de la Gazette des hôpitaux, juillet 1869, n° 75.

DE LA DYSPHAGIE DANS LA PÉRICARDITE.

Je n'ai pas l'intention dans ce chapitre de traiter complètement de la dysphagie dans la péricardite. Je m'efforcerai seulement de montrer qu'elle reconnaît les mêmes lésions que la péricardite à forme hydrophobique.

Nous avons indiqué dans l'historique de la péricardite à forme hydrophobique quels étaient les auteurs qui s'étaient occupés de cette affection jusqu'à Stokes et Gendrin. Depuis, tous les pathologistes ont signalé cette complication sans y attacher une grande importance et surtout sans en tirer une conséquence quelconque pour le pronostic. C'est pour eux une complication relativement rare, un symptôme bizarre, mais on ne s'est pas préoccupé de sa valeur.

En effet, si l'on admet avec la plupart des auteurs que c'est une irritation, une excitation passagère du pneumogastrique, il est logique de penser qu'une fois cette irritation disparue tout rentrera dans l'ordre. Mais si l'on croit, au contraire, qn'il y a là au moins une lésion de la portion conjonctive d'un nerf important, résultat d'une pericardite et d'une pleuresie médiastine, on comprendra qu'il y a menace constante pour l'individu qui a été une fois attaqué. Car le malade qui a déjà eu une pleurésie et une péricardite est bien plus exposé qu'un autre à ce qu'une pareille inflammation se reproduise, et cela, même en dehors du rhumatisme; dans cette dernière affection le fait n'est même pas discutable.

Ce n'est pas seulement la dysphagie qui peut reparaître, mais comme nous le verrons plus loin, d'autres phénomènes nerveux.

Je n'ai pas voulu relater ici toutes les observations de dysphagie que j'aurais pu trouver; il est peu de médecins qui n'aient eu occasion d'en voir. Ce travail eut été certainement stérile.

J'ai pris mes exemples dans les auteurs qui se sont occupés des maladies du cœur, qui ont bien constaté ce symptôme et qui avaient l'esprit porté à en rechercher l'explication. Ceux-là seuls ont donné des autopsies complètes.

Enfin je rapporterai deux cas que j'ai eu l'occasion d'observer depuis que je m'occupe de cette question.

Obs. I (Morgagni, lib. II, De morbis thoracis epist. anat. med., XVI, art. 40).

Vir erat annorum amplius quadraginta, qui foro Cornelii Bononiam identidem ventitabat pedes, res traditas huc illinc et vicissim hinc illuc ferens.

Is cum sæpe vel ab itinere calens, biberet, postremo præsertim tempore quo assidue sitiebat, rheumate ad fauces gravi, et febre correptus, in noso comium admissus est. Mox ibi de faucibus non amplius conquestus, suum in ventre morbum omnem esse dicebat; nulla tamen de re querebatur magis, quam de spinæ ad lumbos dolore, quo ea sibi media dissecari videbatur. Erant propterea qui intestinorum inflammatione laborare hominem crederent : *Valsalva antem in thorace eam esse suspicabatur*. Erat ant em pulsus debilis, humilis que; sed qui tamen ligatus ut aiunt videretur. Surgere, quasi aliturus, sæpe voluit. Per hœc intra tertium, au quartum ex quo in nosocomium venerat, diem confectus est. Venter nihil habiut quod secundum naturam non esset. *In thorace autem ab altera patissimum parte humor stagnabat,* in quo frusta natabant quasi membranularum albidissimarum, ut nihil magis referret, quam serum vaccinum, particulas retinens câsei secundarii. Pluræ vasa magis quam solent, rubebant, nec multo id tamen. Pericardium vero fuit adeo distentum, ut vix compunctum, aquæ ejus qua erat plenissimum, tenue quasi filum ad non modicam altitudinem ejuculaverit. Cordis mucro plus æquo rubens, leviter inflammatus fuisse videbatur.

Obs. II. — Hôpital de la Charité, service de M. le professeur Hardy. — Rhumatisme polyarticulaire; péricardite; pleurésies; dysphagie. (Je dois cette observation à l'obligeance de M. le Dr Landouzy, chef de clinique adjoint.)

C... (Jules), 45 ans, salle Saint-Charles, entré le 11 décembre 1876.

Antécédents héréditaires. — Son père mort d'une

affection hépatique à 55 ans, sa mère s'est suicidée sans vésanie ardente.

Antécédents personnels. — Fièvre typhoïde à 20 ans; à 35 ans, rhumatisme polyarticulaire subaigu, qui paraît s'être accompagné de complications cardiaques et pleurales, semblables à celles dont souffre le malade aujourd'hui; à ce moment déjà il y aurait eu quelque gêne et quelque douleur en avalant.

Etat actuel. — Le 7 décembre dernier, après avoir ressenti quelques douleurs vagues dans les articulations des membres inférieurs, ce malade est pris de fièvre, de malaise général et de douleurs vives avec gonflement dans presque toutes les jointures. Douleur dans le cou, dans les reins. Les mouvements de la tête, du cou et du tronc sont possibles, mais gênés et douloureux (rhumatisme musculaire ?). En même temps, douleur thoracique droite antérieure, au-dessus du sein ; sensation de gêne, de poids au niveau du cœur; quelque difficulté pour avaler (rien dans la gorge). La douleur thoracique droite et la gêne précordiale augmentent dans les efforts de toux.

Il est amené à la Charité le 11 décembre soir.

Température axillaire, 39°,3.

Toutes les jointures, surtout les grosses, sont douloureuses, modérément tuméfiées et rouges; les souffrances articulaires fixent le malade dans le décubitus dorsal complet.

Douleur spontanée, permanente, augmentée par la pression au niveau du mamelon gauche.

Peu de dyspnée; toux rare, sèche, s'accompagnant de temps en temps de crachats blancs que le malade ne peut expectorer sans un peu de douleur. Pouls régulier.

Mouvement de déglutition douloureux; douleur provoquée par la compression digitale profonde, exercée au-dessus de l'articulation sterno-claviculaire des deux côtés.

Percussion et palpation du cœur douloureuses, au point d'empêcher la délimitation exacte de la matité cardiaque qui paraît augmentee.

Bruits du cœur faibles, sourds, lointains, à peine perceptibles ; pas de bruits anormaux.

Thorax. — A droite, en arrière, dans le tiers inférieur, matité; diminution des vibrations thoraciques; égophonie.

Le 12, matin. Temp., 39,8; même état des articulations.

Sensation de poids et de douleur au niveau du mamelon gauche.

La pointe bat faiblement au-dessous de la cinquième côte gauche, à un travers de doigt au-dessous du mamelon.

Matité à base inférieure, étendue de la seconde articulation chondro-sternale à la pointe : la douleur à la pression et l'emphysème pulmonaire s'opposent à une exacte délimitation du cœur en travers.

Bruits du cœur très-sourds, ni frottement, ni frémissement, ni bruits anormaux.

Le malade se plaint de ce que pendant la toux ou les efforts la douleur précordiale augmente beaucoup.

Mêmes signes physiques à la base du poumon droit ; toux assez fréquente : crachats blancs, mousseux.

Le malade souffre en avalant sa salive ; la déglutition des liquides est possible et ne se fait qu'avec un grimacement de toute la face. Douleur par la pression au niveau des scalenes et de chaque côte du larynx.

Traitement. — Saignées : une le matin, une autre le soir ; même état le soir.

Le 13, matin. Temp. 40°,1.

Mêmes phénomènes subjectifs et objectifs au cœur et au poumon droit ; respiration 40°.

Les douleurs articulaires ont un peu diminué ; le malade meut quelque peu les membres et se dit mieux.

La pression du stéthoscope et de l'oreille sur le cœur est moins douloureuse.

Phénomènes de dysphagie moins accusés.

Soir. Temp. 39°,7.

Le 14, matin. Temp. 39°,6 ; resp. 44°.

Même état des articulations, du cœur et de la plèvre droite. A la base du poumon gauche, respiration moins nette, moins de sonorité et d'élasticité pulmonaires.

Soir. Temp. 40°. Décubitus horizontal ; dyspnée. Resp. 44°.

Dans la moitié inférieure de la région thoracique droite : matité, perte d'élasticité, broncho-œgophonie, souffle bronchique assez intense ; pas de râles crépitants ; pas de crachats teintés ou adhérents.

Le 15, matin. Temp. 40°,2.

Même état général; douleur précordiale moins vive; mêmes signes physiques à la base droite.

M. Hardy porte le diagnostic pneumonie du lobe inférieur.

Les signes fournis par la percussion et l'auscultation du cœur sont les mêmes.

Dysphagie; douleur le long des scalènes.

Soir, Temp. 40° 4.

Le 16 déc. matin, T. 39° 8.

Douleur précordiale et dyphagie moins accusées.

Articulations moins gonflées et moins douloureuses.

Dyspnée.

Même état du poumon droit.

Dans le 1/3 inférieur du poumon gauche, matité, diminution des vibrations thoraciques, œgophonie.

Soir temp. 40° 2, Dysphagie.

Le 17 déc. matin, T. 40° 4.

Soir, T. 40° 6

Le 18 déc., état de prostration considérable.

L'auscultation du cœur est empêchée par les râles qu'on perçoit dans toute la poitrine en avant.

Le malade répond à peine aux questions qu'on lui fait.

La compression exercée au niveau des scalènes est douloureuse. De temps en temps, sans cause appréciable, peut-être quand le malade avale sa salive, grimacements de la face, tiraillement en dehors des commissures labiales.

Commencement de l'œgonie.

Mort à 5 heures du soir.

Autopsie. — 19 déc. 5 heures soir.

Liquide séreux en faible quantité dans les deux plaies.

Adhérences fragiles et récentes à la base et aux bords postérieurs des deux poumons. Pleurésie diaphragmatique double. Pleurésies interlobulaires récentes. Adhérences pleurales médiatrices anciennes et récentes.

Congestion du lobe droit du poumon; en tous points le poumon surnage.

Congestion du lobe supérieur du poumon gauche; pneumonie au 1er degré du lobe inférieur.

Cœur. — Le péricarde n'apparaît que dans sa partie antérieure et inférieure, il est, dans ses autres parties, caché par les poumons qui sont maintenus sur les régions latérales par de fausses membranes récentes qu'il faut décoller pour isoler complétement le sac péricardique.

L'adhérence de la plèvre gauche au péricarde est plus intime et plus étendue qu'à droite.

Isolé, le sac péricardique apparaît plus globuleux que de coutume, son volume est plus considérable à la base qu'à la pointe; sa forme rappelle essentiellement celle du cœur; nulle part on ne perçoit de fluctuation.

Le feuillet péricardique pariétal *antérieur* est, dans toute son étendue, adhérent au péricarde viscéral et cela, à un degré tel, que, même avec des pinces, on ne peut, en aucun point, le séparer du cœur. Ce n'est qu'après avoir fait une boutonnière au péricarde, qu'on peut, avec le dos d'un scalpel, séparer les deux feuillets étroitement adhérents par de fausses membranes; celles-ci sont plus lâches et plus fragiles vers la pointe (dans le 1/3 inférieur de la face antérieure ; à ce niveau les fausses membranes ont l'aspect villeux, papilliforme, qui rappelle la langue du chat. Sur les côtés, sur les bords du cœur, et cela surtout à gauche, la décortication du cœur est moins facile, les adhérences sont plus solides, l'injection plus vive. Les choses sont telles qu'à droite et à gauche, les nerfs phréniques sont tout le long de leur parcours, dans le feuillet externe du péricarde, compris entre *deux inflammations*, celle du péricarde et celle de la plèvre mediastine.

Ce double milieu inflammatoire dans lequel plongent les phréniques, s'étend dans toute leur portion péricardo-diaphragmatique, la péricardite *adhésive aigue* occupant toutes les parties antérieures et latérales du péricarde; la pleurésie s'étendant de chaque côté, à toute la face interne des poumons, se continuant sur leur base et sur la face supérieure du diaphragme.

Accolement du péricarde viscéral et pariétal sur toute la face postérieure du cœur. Dans la moitié supérieure du cœur vers la base, l'accolement est tel, que les deux feuillets ne peuvent être séparés et que la décortication entraîne des portions du myocarde ; il paraît évident qu'on a affaire ici à des adhérences beaucoup plus anciennes qu'à la partie antérieure du cœur, et qui remontent probablement à la première attaque.

Le cœur est flasque, élargi vers sa base, il semble un peu dilaté.

Abdomen, mésentére, intestins surchargés de graisse.

Foie, volumineux, congestionné.

Rate, grosse, d'aspect normal.

Reins, substance corticale d'un rouge foncé, pas d'infarctus.

Encéphale, modérément congestionné, pas d'œdème.

Aspect normal de la région basilaire.

M. le professeur Hardy a bien voulu me donner ces pièces. On m'a remis en même temps des portions des nerfs phréniques, pneumogastriques et cardiaques qui avaient été mis dans l'acide osmique. Ils n'ont pu être étudiés. Mai j'ai étudié d'autres portions des mêmes nerfs que j'avais conservées dans l'alcool. Je fis en outre sur tous ces nerfs des préparations fraîches.

Voici le résultat de l'examen microscopique :

Phrénique droit. — Névrilème très-épaissi, congestion intense, les capillaires sont très-dilatés et variqueux par place ; beaucoup d'éléments cellulaires à la parti la plus externe du névrilème. Quelques-uns seulement autour des faisceaux primitifs. Périnève gonflé. Tubes nerveux sains.

Phrénique gauche. — Mêmes altérations, beaucoup moins prononcées.

Pneumo gastriques. — Un peu de dilatation vasculaire à la partie externe du névrilème.

Filets cardiaques. — Rien.

Obs. III (de Stokes).

J'ai rencontré la dysphagie dans les inflammations thoraciques, et les phénomènes accessoires semblaient prouver qu'elle résultait moins d'une cause mécanique, une compression de l'œsophage par exemple, que d'une phlogose violente du conduit alimentaire lui-même ou des parties qui sont en contact avec lui.

Une femme, âgée de plus de soixante ans, très-maigre, fut prise tout à coup d'un lumbago aigu, après s'être exposée à un courant d'air froid. Pendant trois ou quatre jours, elle ne prit point garde à cet accident, lorsque, tout à coup, la douleur quitta les lombes et remonta dans la région interscapulaire. Quand je vis la malade, la respiration était précipitée, le pouls petit, filiforme, et tout mouvement de déglutition déterminait une sensation étrange. — Dès que le bol alimentaire ou la gorgée de liquide avait dépassé de quelques pouces le pharynx, le reste du trajet s'accompagnait d'une sensation de déchirure et de brûlure, qui cessait lorsque les aliments étaient arrivés dans l'estomac. Il n'y avait pas de régurgitation, mais la douleur déterminée par cette dysphagie était des plus violentes.

En examinant la malade, je trouvai de la matité dans la partie inférieure du côté gauche de la poitrine avec égophonie dans une étendue de deux ou trois pouces (anglais), à partir de la racine du poumon. Les battements du cœur étaient rapides, mais réguliers, et il n'y avait pas de signes directs d'une péricardite.

Le jour suivant, le cœur avait évidemment subi un déplacement ; il battait violemment à droite et au-dessous du sternum ; on le sentait à peine, dans la région qu'il occupe habituellement. Ses battements devinrent irréguliers, mais il ne se manifesta aucun autre symptôme d'une maladie cardiaque. Après quelques recrudescences de la pleurésie,- l'éphanchement se resorba, mais, à chaque exacerbation, la dysphagie augmentait beaucoup. Une application de sangsues sur la région malade, à gauche, déterminait toujours une diminution dans les accidents. Après la guérison de la pleurésie, les battements du cœur conservèrent leur irrégularité.

Obs. IV (résumée), service de M. le professeur Vulpian, suppléé par M. Duguet (observation prise par M. Bourotte, externe du service). — Rhumatisme articulaire; dysphagie.

L..., Augustine, 19 ans, salle Saint-Jean-de-Dieu, n° 2, entrée le 13 août 1876.

Antécédents. — La mère de la malade était rhumatisante. Quant à elle, elle a déjà eu plusieurs attaques de rhumatismes. La première eut lieu à l'âge de 12 ans. Elle dura quatre mois; plusieurs articulations furent prises. On mit trois vésicatoires sur la région du cœur.

Elle eut une deuxième attaque en 1873, qui dura cinq mois; elle fut soignée dans le service de M. Laboulbène; à la fin de la même année, elle a une troisième attaque qui la fit rester six mois dans le service de M. Delpech.

Depuis la première attaque, elle a des épistaxis fréquentes.

Elle a été réglée à 17 ans. Les règles sont abondantes, irrégulières, surviennent souvent deux fois par mois.

Depuis 1873, la malade a toujours éprouvé des douleurs vagues dans les articulations; le travail était possible, mais le soir elle ne pouvait plus marcher. Les jambes enflaient aux chevilles, surtout depuis un an. Elle a toujours eu des battements de cœur depuis l'âge de 16 ans.

Depuis 1873, elle a eu une fois les membres supérieurs pris.

Etat actuel. — Huit jours avant son entrée, les genoux, les pieds, puis les articulations du membre supérieur gauche furent pris. A son entrée, toutes les grandes articulations sont envahies.

La fièvre est modérée; il y a des épistaxis fréquentes, mais peu abondantes.

Au cœur, on trouve un souffle au premier temps à la pointe.

Traitement. — Sulfate de quinine, vésicatoire à la région précordiale.

Jusqu'au 23 août, on continue la médication, la malade allait mieux; les articulations étaient moins gonflées; à cette époque, il y eut une recrudescence peu marquée du côté des jointures, mais prononcée surtout du côté des viscères.

Le 24. La malade se plaint de douleur en avalant et de sensation douloureuse de constriction à l'épigastre et derrière le sternum.

Il y a une légère douleur à la pression du phrénique au cou des deux côtés.

L'examen de la gorge n'explique en rien la douleur et la gêne que la malade éprouve en avalant. Pas de rougeur pas d'amygdalite.

Au cœur, les bruits sont moins nets; quelques irrégularités du pouls; léger frottement à la pointe qu'on distingue facilement du bruit souffle qui ne s'est pas sensiblement modifié.

Submatité à la base du poumon droit; affaiblissement du murmure respiratoire.

Fièvre peu intense.

Le 25. La douleur de l'épigastre est plus forte

ainsi que la douleur rétro-sternal qui correspond dans le dos. La sensation de constriction à la gôrge est plus intense que la veille. La dysphagie est très-accusée.

La pression exagère la douleur épigastrique et la douleur rétro-sternale.

Au cœur, le bruit de frottement est plus fort et se propage vers sa base.

Mêmes signes à la base du poumon droit.

Le 26. Respiration anxieuse; il n'y a plus de douleur dans le dos; mais il existe un point de côté à droite. Il y a aussi douleur au niveau des attaches du diaphragme.

L'épigastre est toujours douloureux à la pression.

La motité thoracique, en arrière et à droite, a augmenté. Il y a des frottements pleuraux en arrière; sur la ligne axillaire, pas de frottements, mais absence complète du murmure respiratoire dans le quart inférieur du poumon. Pas d'égophonie bien nette.

Les 27 et 28. Même état. La pleurésie n'augmente pas.

Le 29. Il y a toujours de la douleur en avant. Aucune rougeur du côté de la gorge.

Les frottements pleuraux et péricardiques sont moins marqués.

Le 31. Moins de dysphagie. La poitrine est dégagée en arrière.

Du 1er au 5 septembre. Les articulations se dégonflent, la dysphagie disparaît; il ne reste qu'un peu de frottement pericardique.

Le 7. Il n'y a plus de dysphagie, la malade entre en convalescence.

Depuis cette époque, la dysphagie n'a pas reparu, mais la malade a des accès de dyspnée revenant tous les huit ou dix jours. Ces accès durent d'une demi-heure à deux heures et sont très-intenses. Ils nécessitent une médication énergique. La malade quitte l'hôpital en novembre, présentant encore ces accès, mais ils sont moins fréquents.

Ces quatre observations nous montrent la coïncidence de la pleurésie et de la péricardite. J'aurais pu y ajouter une observation de Testa où la dysphagie était moins prononcée que dans le cas du même auteur que j'ai rapporté plus haut, et où il y avait aussi une pleurésie en même temps qu'une péricardite.

Tantôt c'est la péricardite qui est primitive, comme dans les observations I, II, IV ; tantôt c'est la pleurésie comme dans l'observation III; mais toujours nous trouvons les deux lésions réunies.

Nous pouvons même aller plus loin et dire que, si un malade atteint de péricardite est pris de dysphagie, on peut sûrement affirmer que la pleurésie ne va pas tarder à se révèler.

Il y a un certain intérêt à être prévenu de ce fait ; car alors on pourra rechercher avec soin une pleurésie médiastine qui sans cela passerait inaperçue, c'est en effet une des pleurésies partielles les plus difficiles à diagnostiquer ; mais on la saisira dès qu'elle empiète sur les parties voisines, dès qu'elle n'est plus exclusivement confinée dans le médiastin. Ainsi, on peut entendre des bruits extra-cardiaques sur les bords du cœur, ou bien des bruits de frottement en avant et en arrière aux points de réflexion de la plèvre médiastine. Dans la plupart des cas la pleurésie ne se limite pas à la plèvre médiastine, elle envahit un des côtés de la poitrine.

Un autre fait nous montre encore la corrélation qui existe entre la dysphagie et ces lésions. On voit à chaque recrudescence inflammatoire, comme dans les observations II et III, la dysphagie revenir, puis disparaître quand l'inflammation tombe; et ce n'est qu'autant que la recrudescence porte sur les deux séreuses que ce symptôme apparaît, comme chez le malade de M. Hardy qui est pris une première fois de pleuro-péricardite avec dysphagie, puis une deuxième fois de péricarde seule, alors il n'y a pas de dysphagie, puis la pleurésie survient et la dysphagie apparaît.

Enfin, le cas de Testa, où il y aurait dyspnée, dysphagie et contracture des mâchoires est comme un trait d'union entre la variété qui nous occupe et celle que nous avons décrite.

Je me crois donc autorisé à dire que la péricardite dysphagique présente les mêmes lésions, à un degré moindre que la péricardite à forme hydrophobique.

Enfin, nous voyons par l'observation IV qu'à la suite de cette affection, la fonction respiratoire peut être sérieusement compromise. La malade dont nous avons donné l'observation a eu des accès de dyspnée, alors qu'il n'existait plus de dysphagie qui ont compromis son existence.

Quel sera donc le pronostic ?

De ce que nous venons de dire il s'ensuit que le pronostic est grave pour deux raisons :

La première, c'est qu'il y a dans ce cas une pleuro-péricardite dont la dysphagie est un indice certain et que par cela seul la vie du malade est en danger.

La deuxième, c'est que la pericardite dysphagique peut n'être que le début de la forme hydrophobique, et qu'en cas de guérison, le malade est exposé, en dehors des récidives, à des accès de dyspnée des plus dangereux.

TRAITEMENT.

Le traitement sera très-énergique ; il devra être appliqué sans retard. Nous le ferons consister en révulsifs employés très-largement ; en émissions sanguines, et surtout dans l'emploi des narcotiques à hautes doses. Les injections de morphine seraient poussées jusqu'à commencement d'empoisonnement.

On pourrait aussi, comme dans le tétanos, faire des injections intra-veineuse de chloral.

Quelle qu'elle soit, la médication devra être continuée énergiquement pendant plusieurs jours.

RECHERCHES EXPERIMENTALES SUR LA PHYSIOLOGIE PATHOLOGIQUE DU NERF PHRÉNIQUE

Je ne rapporterai ici qu'un résumé des expériences que j'ai été conduit à faire sur le nerf phrénique; ces expériences ont été faites dans le laboratoire de M. le professeur Vulpian.

Je me suis proposé d'enflammer ce nerf dans le thorax. J'ai opéré sur des chiens. Voici le procédé dont je me suis servi : je faisais dans le cinquième ou sixième espace intercostal gauche, à 2 centimètres de la ligne médiane, une ponction avec une aiguille capillaire, en enfonçant perpendiculairement cette aiguille de façon à arriver au milieu du thorax, ce qui est facile à apprécier.

On se trouve très-près du phrénique gauche; arrivé à ce point je piquais le cœur, dès que l'aiguille était animée des mouvements cardiaques, je la retirais légèrement pour tâcher de la mettre dans le péricarde, et j'injectais trois gouttes d'une solution de nitrate d'argent (0,10 centigr. pour 30 gr, d'eau) ; je me mettais alors un peu plus en dehors et je rencontrais le poumon ; je faisais une deuxième injection. Le but était donc d'enflammer la plèvre et le péricarde, et consécutivement le tissu cellulaire du médiastin dans l'endroit où passe le nerf phrénique.

Je me suis servi d'une solution peu forte pour

arriver progressivement par des injections successives à une inflammation intense, sans cette précaution on tue les animaux en quelques heures.

EXPÉRIENCE I. — Chien adulte de moyenne taille.

14 mars 1876. Injection d'une solution de nitrate d'argent dans le sixième espace intercostal gauche.

Immédiatement après l'injection, quelques contractions précipitées du diaphragme. Gêne respiratoire, anxiété pendant trois ou quatre heures.

Le 15. Le chien paraît assez bien portant. On ne trouve rien à l'auscultation. La respiration a repris son rhythme normal.

Nouvelle injection de la solution de nitrate d'argent, 2 minutes après, le chien a une attaque de contracture des membres antérieurs, plus prononcée à gauche qu'à droite. Cette contracture est très-intense, il faut employer une grande force pour fléchir le membre. Elle dure environ 10 minutes. En même temps que la contracture des membres antérieurs, il y a de la contracture du diaphragme. Après ces accès, la respiration reste gênée, par moment l'animal a des secousses convulsives du diaphragme, d'autres fois des contractions durant une demi-minute ou une minute.

25 minutes environ après l'injection le chien

est pris d'une nouvelle attaque de contracture des membres antérieurs, excessivement forte. — Le diaphragme est moins contracturé que la première fois, la contracture cesse au bout de 5 minutes.

Quand l'animal n'a pas de contracture des pattes, il paraît malgré cela éprouver de la gêne; il est forcé de rester debout; il cherche à se coucher; mais il se relève aussitôt. Il ne repose sur le sol que par l'extrémité des ongles.

16 mars. Il n'y a plus de contracture, dyspnée assez forte, signes d'épanchement thoracique; nouvelle injection au même endroit dans le but d'exciter le phrénique pour reproduire les mêmes phénomènes que la veille.

Presqu'aussitôt après l'injection, contracture des membres antérieurs comme la veille se répètant plusieurs fois spontanément.

Le diaphragme se contracte tantôt en même temps que les membres antérieurs; tantôt isolément.

Le 18. Dyspnée intense. Etat général mauvais, nouvelle injection; un peu de raideur seulement dans les membres antérieurs, surtout dans l'épaule.

Le 19. Mort.

Autopsie. — Un peu de liquide citrin dans les plèvres à droite et à gauche. Le médiastin antérieur est très-enflammé, le tissu cellulaire du médiastin dans sa partie gauche, épaissi, contenant du pus infiltré est très-adhérent au sternum, aux côtes et au péricarde. Le poumon gauche présente sur sa face externe des pseudo-membranes épaisses. Il adhère intimement à la plèvre médiastine. Les mêmes lésions, mais beaucoup moins prononcées, s'observent à droite. Le tissu pulmonaire est induré, carnifié dans le lobe postérieur. Le péricarde ouvert laisse échapper un liquide un peu louche dans lequel flotte une grande quantité de concrétions fibrineuses. La séreuse est très-enflammée, couverte de fausses membranes.

Le médiastin postérieur est enflammé, mais beaucoup moins que le médiastin antérieur.

Le nerf phrénique gauche, comme pris dans une lame de tissu cellulaire induré, enflammé, est si adhérent qu'on ne peut le séparer qu'avec le scalpel. Il est rouge, gonflé, plus volumineux d'un tiers environ que le phrénique droit.

Au microscope on trouve une vascularisation du névrilème avec prolifération cellulaire. Tubes nerveux sains.

Le phrénique droit, les pneumogastriques et les nerfs cardiaques ne présentent rien d'anormal.

EXPÉRIENCE N° 2. — Chien épagneul de moyenne taille.

22 mars 1876. — Injection de nitrate d'argent dans le péricarde, dans le médiastin antérieur et

dans la plèvre. Aussitôt après l'injection le chien est pris d'une dyspnée assez vive; salivation abondante; cinq minutes environ après secousses convulsives du diaphragme, un peu de raideur des membres antérieurs. 15 minutes après l'expérience, roideur moins forte des membres antérieurs. Elle persiste pendant une demi-heure environ avec exaspération par moments; la salivation est encore assez abondante. La dyspnée diaphragmatique a notablement diminué. Trois quarts d'heure après l'anxiété disparait. Le chien peut se lever; la contracture n'existe plus.

Le 23. — Injection de nitrate d'argent comme la veille. Abattement assez considérable. Une demi-heure après l'animal a une attaque de dyspnée avec contracture des membres antérieurs. Cette attaque ne dure que deux ou trois minutes.

Il y eut un peu de raideur des membres avant et après cette attaque qui est survenue après qu'on l'aurait fait marcher.

Le 25. On constate toujours la pleurésie gauche très-intense, avec déplacement du cœur.

On ouvre le thorax sur la ligne médiane pour éviter les hémorrhagies et on fait la respiration artificielle.

Au moment où le thorax est ouvert, on constate que le cœur est très-dévié à droite; la sérosité en s'échappant permet au cœur de revenir à sa place,

Le thorax étant maintenu ouvert, on met le

phrénique gauche à nu et on l'excite avec les mors d'une pince. Une première excitation ne produit rien. On met sur le nerf deux gouttes de solution faible de nitrate d'argent, immédiatement après rien. On excite de nouveau avec une pince.

Après cette dernière excitation il survint une contracture très-forte de la patte antérieure gauche; un peu moins forte de la droite. Contracture intermittente du diaphragme. Sept ou huit minutes après il n'y a plus que de la roideur. On excite de nouveau le nerf avec une pince et il se reproduit une nouvelle attaque de contractur du diaphragme et des membres antérieurs. On répète plusieurs fois l'expérience avec le même résultat.

Rien dans les membres postérieurs. Le chien est encore fort; car malgré l'opération il peut se relever. La contracture était si intense dans la patte gauche, qu'il fallait toute sa force pour la vaincre.

Autopsie du chien n° 2. Epanchement considérable à gauche; fausses membranes; poumon gauche carnifié; forte inflammation du médiastin antérieure dans sa partie gauche. Le phrénique de ce côté rouge, gonflé, est double comme volume du phrénique du côté opposé.

Le pneumogastrique gauche est un peu plus vascularisé qu'à l'état normal.

Le péricarde est le siége d'une inflammation

très-intense. Il est distendu par un liquide séro-purulent, dans lequel se trouvent de nombreuses concrétions fibrineuses.

Un peu d'inflammation de la plèvre droite.

Le plexus cardiaque ne paraît, à l'œil nu et au microscope (préparation à l'état frais), présenter rien d'anormal.

L'examen microscopique ne montre non plus aucune altération du pneumogastrique.

Le nerf phénique gauche ne présente aucune altération des tubes nerveux ; mais, comme dans dans l'observation précédente, le névrilème est très-enflammé ; il y a prolifération abondante des cellules du tissu conjonctif.

Pas d'altération du nerf phrénique droit.

Expérience III. — Chien de petite taille, âgé de 3 ans.

Le 29 mars 1876. On fait une injection de nitrate d'argent (0,10 centigr. pour 30 gr. d'eau), dans le médiastin postérieur au niveau du 7e espace intercostal gauche, en se plaçant aussi près que possible de la colonne vertébrale, dans le but d'enflammer le pneumogastrique. Rien de particulier après l'injection.

Le 30. Deuxième injection au même point. On ne constate rien.

Le 31. Troisième injection au même niveau, d'une solution contenant 1 gr. de nitrate d'argent pour 30 gr. d'eau.

Après l'injection, le chien se plaint beaucoup, éprouve une dyspnée assez considerable. Aucune raideur dans les membres antérieurs. Mais il existe une douleur très-vive dans l'épaule gauche. Cette douleur s'exaspère par les mouvements ; il n'y a pas d'hyperesthésie manifeste de la peau dans cette région. On peut fléchir l'avant-bras sans provoquer de douleur ; mais dès que l'on imprime des mouvements à l'épaule, on détermine des douleurs très-fortes qui arrachent des cris à l'animal.

Les mouvements de l'épaule du côté opposé ne déterminent pas de douleur.

On observe le chien pendant deux heures et l'on constate que la douleur persiste quoiqu'en s'affaiblissant un peu. Le chien n'a plus de douleur.

1er avril. On fait une quatrième injection au même point. On observe, comme la veille, une douleur très-intense dans la patte gauche; on constate en outre que le chien a l'oreille gauche très-notablement plus chaude que l'oreille droite. Cette élévation de température ne dure que pendant une demi-heure.

Le 2. Le chien a un peu de dyspnée. Pas de douleur dans les épaules.

Le 3. Même état.

Le 4. Mort pendant la nuit.

Autopsie. — Epanchement de sang dans la plevre dû à une piqûre de la sous-clavière gauche, faite dans un moment brusque de l'animal. Il existe au point blessé une petite ulcération arrondie qui paraît recouverte exterieurement de fausses membranes.

Le médiastin postérieur est très-enflammé; dans une partie gauche on trouve quelques points du tissu cellulaire noirâtres, gangrenés.

Il y a un peu d'épanchement dans les plèvres.

Rien au cœur.

Les nerfs phréniques sont sains. Les nerfs pneumogastriques sont un peu rouges, un peu vascularisés; ils ne présentent pas d'altération microscopique.

Le cordon gauche du sympathique au niveau de la cinquième côte a été lésé par l'aiguille dans une des injections. Le tissu cellulaire est mortifié en ce point. Les préparations fraîches de ce nerf montrent un commencement d'altération des fibres nerveuses.

J'ai répété ces expériences sur dix chiens. J'ai rapporté les trois premières pour indiquer les procédés que j'avais employes, je me bornerai à donner le résultat des autres. J'exposerai d'abord quelles sont les conditions nécessaires pour arriver à enflammer le phrénique, et ensuite quelle est l'action de ce nerf enflammé sur la moelle.

1° *Conditions nécessaires à l'inflammation du phrénique.* — J'ai essayé d'imiter autant que possible la maladie naturelle en enflammant progressivement le péricarde et la plèvre ; quand du reste on injecte à un animal une trop grande quantité d'un liquide irritant dans la poitrine, on détermine des perturbations qui empêchent toute expérience d'avoir lieu et qui souvent tuent les animaux en quelques heures. Ces précautions étant prises, j'ai constaté que jamais je n'arrivais à enflammer notablement le phrénique que si je déterminais une pleuro-péricardite. Il est bien évident que si le hasard de l'expérience fait que l'on tombe directement sur le nerf, il n'y a besoin ni de péricardite, ni de pleurésie; mais la position qu'occupe le nerf sur les côtés du cœur rend la chose bien difficile.

Chaque fois que l'on n'arrive à déterminer qu'une péricardite seule ou une pleurésie seule, si intense qu'elle soit on ne trouve jamais le phrénique enflammé. La gaine est bien quelquefois un peu plus vascularisée que normalement, mais on ne trouve rien de comparable à ce que l'on trouve dans les cas de pleuro-péricardite.

En outre, si on excite directement en ouvrant le thorax le nerf phrénique dans le cas de pleurésie et de péricardite isolée, on ne produit jamais les phénomènes reflexes que nous allons examiner plus loin.

Il est donc nécessaire pour enflammer le phrénique expérimentalement d'enflammer simultanément le péricarde et la plèvre; ce n'est qu'à cette condition que le médiatin se prend et consécutivement le nerf.

2° *Quelle est l'action de ce nerf enflammé sur la moelle.* — Je n'ai pas la prétention d'avoir expérimentalement produit la dysphagie et l'hydrophobie; je veux simplement essayer de montrer l'action considérable que ce nerf enflammé a sur la moelle.

Voici les faits : lorsqu'on excite par l'électricité ou par divers excitants mécaniques ou chimiques le phrénique préalablement enflammé, on détermine :

1° Des secousses tétaniques du diaphragme, et parfois une contracture qui dure un certain temps.

2° Une contracture extrême des membres antérieurs, et parfois une contracture legère des muscles du cou.

Jamais ces dernièrs phénomènes ne s'observent lorsqu'on excite le même nerf sain, quelle que soit la violence des excitations.

Cette contracture ne se borne pas à la patte qui correspond au phrénique enflammé ; elle est aussi forte dans l'autre patte. Il se produit non-seulement par une excitation directe, mais aussi par une injection irritante. Comment peut-on l'expliquer ? Est-ce par les anastomoses nombreuses du phrénique, ou bien par une action sur la moelle ?

On sait que le phrénique, branche du plexus cervical, est formé par la 3e et la 4e paire, mais souvent aussi par la 2e et 5e, quelquefois il reçoit des filets de la 6e paire, de l'anse de l'hypoglosse et du spinal. Au niveau du diaphragme il s'anastomose avec le phrénique du côté opposé et avec le grand sympathique.

Enfin les deux dernières lombaires envoient des filets au diaphragme et le pneumogastrique paraît aussi lui envoyer quelques filets à ce niveau.

Pour se mettre à l'abri d'une partie de ces causes d'erreur, il suffit de couper le phrénique avant son entrée dans le diaphragme; on évite ainsi, ce qui est surtout important, les anastomoses des deux nerfs.

Lorsqu'on a pris ces précautions, on trouve encore, en excitant le bout central, les mêmes phénomènes de contracture, également marqués dans les deux pattes.

D'autre part, si ces faits étaient dus aux anastomoses supérieures, il est certain que l'on pourrait, sur le nerf sain, les produire à un moindre degré, et jamais on ne peut y arriver.

C'est donc par une action sur la moelle que nous pouvons nous rendre compte de ces phénomènes.

« Il peut se produire une modification de la moelle et une exagération de son irritabilité, sans lésion directe de cet organe, comme le montre, par exemple, le tetanos qui survient, dans quelques cas, à la suite de plaies. L'excitation des nerfs sensitifs intéressés dans la plaie, va agir sur la substance prise de la moelle en y déterminant une irritabilité exagérée, et produit une stimulation réflexe, soit permanente, soit par accès de certains nerfs moteurs. D'où les spasmes toniques qui caractérisent cette affection (1). »

Je ferai remarquer que s'il est facile de constater l'exageration de l'action réflexe sur la moitié inférieure de la moelle cervicale, il n'en est plus de même pour la portion supérieure, mais il est probable que la moelle est dans le même état d'irritation.

Je terminerai donc en disant :

1° La pleurésie seule, ou la péricardite seule ne suffisent pas pour enflammer le phrénique dans le thorax; il faut la réunion de ces deux affections.

2° Le phrénique enflammé agit sur la moelle de façon à donner lieu à des actions réflexes que l'on n'aurait pas en excitant violemment le nerf sain.

(1) Vulpian. Physiologie générale et comparée du systeme nerveux.

CONCLUSIONS

I. Il existe d'une façon certaine, une variété de péricardite, dite péricardite à forme hydrophobique, caractérisée par trois symptômes principaux; dysphagie, hydrophobie, dyspnée diaphragmatique.

II. Comme lésions anatomiques on trouve toujours, ou presque toujours, outre l'inflammation du péricarde, l'inflammation de la plèvre et du médiastin.

III. Ces symptômes paraissent dus à l'action combinée du phrénique et du pneumo-gastrique.

IV. Un certain nombre de cas dits de rage survenus plusieurs années après la morsure, sont peut-être des cas de ce genre ?

V. La forme hydrophobique ne paraît être que le dernier terme de la forme dysphagique.

VI. La péricardite compliquée de dysphagie présente les mêmes lésions à un degré moindre que la péricardite à forme hydrophobique.

B.

A. PARENT, imprimeur de la Faculté de Médecine, rue Mr le-Prince, 31.

A LA MÊME LIBRAIRIE

ABADIE (Ch.), ancien interne des hôpitaux, professeur libre d'ophthalmologie. **Traité des maladies des yeux.** 2 vol., in-8 de 500 pages chacun, avec de nombreuses figures intercalées dans le texte. 1876-1877 .. 20 fr.

ANDRAL. Recherches cliniques et expérimentales sur l'action des eaux sulfureuses des EAUX-BONNES. In-8 de 51 pages avec 4 tableaux ... 2 fr.

BEHIER. Sur le traitement du rhumatisme, leçons cliniques faites à l'Hôtel-Dieu. In-8 de 28 pages. 1876 ... 1 fr. 50

BUDIN (P.). De la tête du fœtus au point de vue de l'obstétrique. Recherches cliniques et expérimentales. Grand in-8 de 140 pages, avec figures intercalées dans le texte et 37 planches. 1876 ... 10 fr.

DUCOURNEAU. Des lésions du fœtus. In-8 de 110 pages ... 3 fr.

DUNCAN (J. Mattheus), président de la Société obstétricale d'Edimbourg. **Mécanisme de l'accouchement** normal et pathologique et recherches sur l'insertion vicieuse du placenta, les déchirures du périnée, etc., par le Dr P. Budin, ancien interne des hôpitaux, avec une préface de M. S. Tarnier, chirurgien en chef de la Maternité. Traduction revue par l'auteur. 1 vol. in-8 de 520 pages avec figures intercalées dans le texte. 1876 ... 12 fr.

MAGITOT. Clinique odontologique. Des anomalies de direction du système dentaire, *rotation sur l'axe*, et de son traitement par la luxation immédiate. Leçons et observations recueillies par le Dr Piftkiewicz. In-8 de 22 p. avec 16 figures dans le texte ... 1 fr.

PANAS. Considérations pratiques sur les cataractes. In-8 de 32 pages. 1 fr. 25

REEB. Du Glocome, sa nature, son traitement, in-8 de 90 pages avec planche hors texte. 1877 ... 3 fr.

RICHARD. Des conditions dans lesquelles se développent les accidents tertiaires de la syphilis. In-8 de 42 pages ... 1 fr. 50

Pour paraître très-prochainement à la librairie O. DOIN :

HISTOIRE DES DROGUES SIMPLES D'ORIGINE VÉGÉTALE

Par **DANIEL HANBURY F. R. S.**, membre de la Société linnéenne et la Société chimique de Londres, et **MM. FRIEDRICH, A. FLUCKIGER** — Traduit de l'anglais et augmenté de nombreuses notes, par le **Dr J. L. DE LANESSAN**, professeur agrégé d'histoire naturelle à la Faculté de médecine de Paris, avec introduction et préface de M. le professeur **BAILLON.** 2 beaux volumes grand in-8 de 700 pages chacun, avec plus de 200 figures micrographiques dessinées d'après nature. Prix ... 20 fr.

Cet ouvrage se distingue de tous les Traités des drogues que nous avons en France par le grand nombre de renseignements précieux qu'il renferme sur l'origine botanique, l'histoire, les caractères *descriptifs et microscopiques*, la *composition chimique*, les usages principaux, la production, le commerce et les falsifications des médicaments d'origine végétale.

Paru en 1874, il obtint de suite en Angleterre, en Amérique et en Allemagne une très-grande vogue. Les nombreuses et importantes notes dont M. le Dr J. L. de Lanessan, professeur agrégé à la Faculté de médecine de Paris, a enrichi la traduction française que nous offrons au public et les figures micrographiques dessinées d'après nature sous sa direction que nous y avons ajoutées, doublent encore la valeur déjà si grande de cet ouvrage.

ÉCHELLE MÉTRIQUE POUR MESURER L'ACUITÉ VISUELLE

Par L. de Wecker. 1 volume grand in-8 cartonné, contenant 30 tableaux, et un atlas séparé renfermant 3 planches murales ... 6 fr.

MANUEL DE THÉRAPEUTIQUE

Par le Dr B. Paulier, ancien interne des hôpitaux de Paris. 1 volume in-8 de 900 pages environ.

Paris. — A. Parent, imprimeur de la Faculté de Médecine, rue M.-le-Prince, 29-31.

www.ingramcontent.com/pod-product-compliance
Ingram Content Group UK Ltd.
Pitfield, Milton Keynes, MK11 3LW, UK
UKHW031935260826
14628UKWH00004B/1648

9 782019 628024